BEI GRIN MACHT SICH IHR WISSEN BEZAHLT

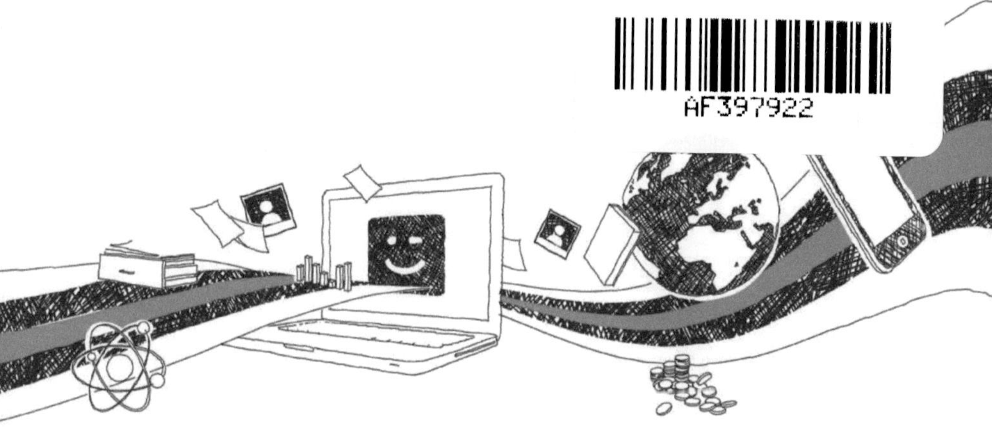

- Wir veröffentlichen Ihre Hausarbeit,
  Bachelor- und Masterarbeit

- Ihr eigenes eBook und Buch -
  weltweit in allen wichtigen Shops

- Verdienen Sie an jedem Verkauf

Jetzt bei www.GRIN.com hochladen
und kostenlos publizieren

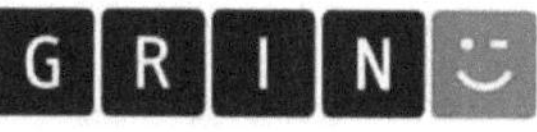

Case Management in der Zahnarztpraxis für zahnärztliche Schlafmedizin

Bibliografische Information der Deutschen Nationalbibliothek:

Die Deutsche Nationalbibliothek verzeichnet diese Publikation in der Deutschen Nationalbibliografie; detaillierte bibliografische Daten sind im Internet über http://dnb.d-nb.de abrufbar.

ISBN: 9783963559525
Dieses Buch ist auch als E-Book erhältlich.

© GRIN Publishing GmbH
Trappentreustraße 1
80339 München

Druck und Bindung: Books on Demand GmbH, Norderstedt Germany
Gedruckt auf säurefreiem Papier aus verantwortungsvollen Quellen

Das Buch bei GRIN: https://www.grin.com/document/1449329

Inhaltsverzeichnis

1. Abbildungsverzeichnis

2. Tabellenverzeichnis

3. Abkürzungsverzeichnis

CM = Case Management

OSA = obstruktive Schlafapnoe

UKP = Unterkieferprotusionsschiene

4. Einleitung

Sowohl im Gesundheits- als auch im Sozialwesen kommt es häufig zu Situationen, in denen Menschen überfordert und auf Hilfe angewiesen sind. Sei es ab dem Zeitpunkt der Diagnose einer schweren, chronischen Erkrankung oder auch bei einer plötzlichen Kündigung und der bevorstehenden Arbeitsplatz-Suche. Was Menschen in solchen Fällen benötigen, ist eine auf die Situation abgestimmte, umfangreiche Beratung und Unterstützung. Der Bereich, welcher sich mit dieser Thematik beschäftigt, ist das Case Management (CM) (vgl. Reibnitz, 2009, S. 36 f.).

Der Begriff „Case Management" wurde bereits in den 1970er Jahren in den USA eingeführt und entstand aus der Notwendigkeit eines Angebotes zur Unterstützung der Selbstständigkeit. Vor allem war damals der Zeitraum direkt nach der Entlassung aus dem stationären Bereich gemeint, in dem Patienten noch nicht wieder vollständig alleine zurechtkommen, aber schon zu mobil für einen Stationsaufenthalt waren. In Deutschland wurden erste CM-Prozesse in den 1990er Jahren eingeführt (vgl. Klie, 2011, S. 499).

Wo es früher nur wenig aufeinander abgestimmte Angebote des Case Managements gab, ist heute ein sehr komplexer und gut organisierter Bereich entstanden, welcher Menschen immens hilft und dazu beiträgt, beispielsweise auch die in Deutschland bestehenden Schnittstellenprobleme in der medizinischen Versorgung zu optimieren (vgl. Klie, 2011, S. 500).

Genau mit dieser Thematik wird sich auch die vorliegende Hausarbeit beschäftigen. Nachdem grundlegende Begrifflichkeiten erklärt wurden, wird genauer auf das CM im Gesundheitswesen eingegangen, um dann später den Ablauf eines Case Managements bei einem speziellen Fall aus der zahnärztlichen Schlafmedizin vorzustellen. Abschließend wird die Hausarbeit mit einem Fazit, welches vor allem die Bedeutung des Case Managements für die Zahnmedizin beleuchtet.

Zur einfacheren Lesbarkeit wird in der vorliegenden Seminararbeit auf die gleichzeitige Verwendung männlicher und weiblicher Sprachformen verzichtet. Es wird das generische Maskulinum verwendet, wobei die Geschlechter gleichermaßen gemeint sind.

5. Begriffserklärungen

Zum besseren Verständnis der Hausarbeit werden im Folgenden die Begrifflichkeiten Case Management, obstruktive Schlafapnoe und zahnärztliche Schlafmedizin erklärt.

5.1 Case Management

Unter dem Begriff Case Management wird eine bedarfsorientierte Steuerung einer Fallsituation zur Bewältigung einer personenbezogenen Problematik verstanden. Der Zweck dabei ist eine „Unterstützung, Behandlung, Begleitung, Förderung und Versorgung von Menschen angemessen zu bewerkstelligen" (DGCC, 2020, o. S). Steht eine Person also vor einer komplexen Situation, an der zur Bewältigung, auch sektorenübergreifend, verschiedenste Organisationen und Professionen beteiligt sein werden, soll das CM eine Hilfe darstellen. Es dient dazu, den spezifischen Fall von Anfang bis zum Ende durchzuplanen, um den Betroffenen bestmöglich beim Durchlaufen der Problematik zu unterstützen. Gleichzeitig sollen anfallende Kosten reduziert werden (vgl. Klie, 2011, S. 500).

Das CM findet seine Anwendung in Bereichen, wie dem Bildungs- und Sozialwesen, um beispielsweise arbeitslosen Menschen oder jungen Erwachsenen bei Ausbildungsproblemen zu helfen (vgl. Weber-Halter, 2011, S. 24 f.). Auch im Gesundheitswesen wird es häufig nach Unfällen oder bei chronischen Erkrankungen genutzt, um beispielsweise nach einer Krankenhausentlassung eine lückenlose ambulante Weiterbehandlung zu gewährleisten und so einer möglichen Zustandsverschlechterung vorzubeugen. Das oberste Ziel des Case Managements ist es daher in einem individuellen Fall, die Problematik und die damit notwendigen Versorgungsmaßnahmen zu erfassen, bestimmte Ziele mit allen beteiligten Professionen festzulegen und den gesamten Fall zu koordinieren, um letztendlich eine optimale Versorgung des Patienten sicherzustellen (vgl. Reibnitz, 2009, S. 36 f.). Umgesetzt wird das Ganze von einem für den einzelnen Bereich ausgebildeten Case Manager (Vgl. Reibnitz, 2009, S. 78).

5.2 obstruktive Schlafapnoe

Unter der obstruktiven Schlafapnoe (OSA) ist eine schlafbezogene Atemstörung zu verstehen, bei welcher es während des Schlafens wiederholt zu einer Obstruktion, also einem vollständigen Verschluss, in den oberen Atemwegen kommt (vgl. Heinzer et al.,

2020, S. 15). Während des Schlafens entspannt sich die Muskulatur, sodass sich Unterkiefer und Zunge nach hinten bewegen und den Rachenraum verengen, wodurch Atemaussetzer entstehen. Der Körper reagiert mit ständig wiederkehrenden Weckreaktionen, um sich vor einer langanhaltenden, mangelhaften Sauerstoffversorgung zu schützen (vgl. DGZS, 0. J., o. S.).

Die OSA ist eine ernstzunehmende, chronische Erkrankung, da sie „mit einer erhöhten Morbidität und Mortalität verbunden [ist]" (Verse, 2016, S. 750). Die klassischen Symptome einer OSA sind Müdigkeit und eine veränderte Aufmerksamkeit. Patienten mit einer unbehandelten OSA haben sogar ein zwei- bis dreifach höheres Risiko für Verkehrsunfälle aufgrund der einhergehenden Schläfrigkeit beim Autofahren (vgl. Gagnadoux, 2020, S. 50 f. und vgl. Verse, 2016, S. 750). Ebenfalls steht die Schlafapnoe in Verbindung mit einem erhöhten Herzinfarkt- und Schlaganfallrisiko, sowie mit Bluthochdruck und Herz-Kreislauf-Erkrankungen (vgl. Duncan et al., 2020, S. 36). Insgesamt wirken sich alle Symptome und Begleiterkrankungen negativ auf die Lebensqualität der Betroffenen aus, sodass die Erkrankung schnellstmöglich erkannt und behandelt werden sollte (vgl. Gagnadoux, 2020, S. 50).

Neben der ausgeprägten Tagesmüdigkeit und möglichen Atemaussetzern während des Schlafens, gehört auch das laute Schnarchen zu den typischen Anzeichen unter einer OSA zu leiden. Da viele Menschen ihr Schnarchen als unbedenklich einstufen und sich weder einer genaueren Untersuchung unterziehen, noch ihrem Arzt von dieser Problematik erzählen, wird von einer relativ großen Dunkelziffer ausgegangen. Dennoch zählt die OSA zu den sehr verbreiteten Erkrankungen und geht mit einer Prävalenz von 14% bei Männern und 6% bei Frauen im Erwachsenenalter einher (vgl. Gagnadoux, 2020, S. 50).

5.3 zahnärztliche Schlafmedizin

Die zahnärztliche Schlafmedizin beschäftigt sich mit der Therapie von Patienten, die beispielsweise unter einem krankhaften Schnarchen, dem Schlafbruxismus oder aber einer Schlafapnoe leiden (vgl. Lavigne et al., 2020, S. 22). Da sich die Hausarbeit ausschließlich mit dem Fall eines Schlafapnoe-Patienten beschäftigt, wird sich die folgende Begriffserklärung auch auf diesen Bereich fokussieren.

Die herkömmliche und seit den frühen 1980er Jahren bekannte Therapie zur Behandlung der Schlafapnoe ist die sogenannte „CPAP-Therapie". Bei dieser wird mit Hilfe einer speziellen Maske, welche die Patienten während des Schlafens tragen, der Atemwegsdruck kontinuierlich positiv gehalten, um so einer Atempause entgegenzuwirken. Trotzdem, dass diese Art der Behandlung, die am besten untersuchte OSA-Therapie ist, hängt ihr Erfolg stark von Patientenadhärenz und Toleranz ab und es ist nachgewiesen, dass die OSA mit dieser Methode bei vielen Betroffenen nicht vollständig behandelt werden kann (vgl. Johal, 2018, S. 199 f. und vgl. Mindel et al., 2020, S. 72 f.).

Als eine weitere Möglichkeit wurde im Rahmen der Zahnmedizin daher eine Behandlung mit einer „individuell angefertigten, voll einstellbaren [..] Unterkieferprotusionsschiene (UPS)" (Johal, 2018, S. 200) entwickelt. Diese Schiene stellt eine Apparatur dar, welche den Unterkiefer des Patienten vorverlagert, sodass einer Obstruktion der oberen Atemwege und somit auch Atemaussetzern während des Schlafens vorgebeugt wird (vgl. Lavigne et al., 2020, S. 24). Fortgebildete Zahnärzte können so immens dazu beitragen, dass noch mehr Menschen mit einer OSA geholfen werden kann (vgl. Johal, 2018, S. 200).

Da die Schlafmedizin allerdings alle Körpersysteme durchdringt und hochgradig multidisziplinär ist, können Zahnärzte Patienten mit einer Schlafapnoe nicht alleine helfen. Sie können zwar eine erste Diagnose stellen, sind dann aber auf die enge Zusammenarbeit mit Schlafmedizinern, Hals-Nasen-Ohren-Ärzten, Schlaflaboren und vielen weiteren Spezialisten angewiesen, bis sie letztendlich ihre Behandlung mit einer Unterkieferprotusionsschiene beginnen können (vgl. Lavigne et al., 2020, S. 22 f.).

Aus diesem Grund ist die Einführung eines Case Managements für den Bereich der zahnärztlichen Schlafmedizin durchaus angebracht, um den komplexen Prozess optimal zu strukturieren und koordinieren.

6. Prozessschritte des Case Managements im Gesundheitswesen

Um die Anwendung des Case Managements auf die verschiedensten Bereiche zu erleichtern, wurden verschiedene Modelle entwickelt. Während sich für das Sozialwesen vor allem das Phasenmodell mit seinen sechs verschiedenen Schritten als praktisch herausgestellt hat (vgl. Drebes, 2019, S. 32 f.), ist es für das Gesundheitswesen das sogenannte Regelkreis-Modell. Da sich die gesamte Hausarbeit speziell mit dem

Gesundheitswesen beschäftigt, wird im Folgenden genauer auf das Regelkreis-Modell eingegangen.

6.1 Regelkreis-Modell

Im sogenannten Regelkreis-Modell sind alle Verfahrensschritte mit ihren Zielen verankert, die durchlaufen werden sollten, um von einem erfolgreichen Case-Management zu profitieren. Im Folgenden werden die einzelnen Phasen des Modells, welche der Abbildung 1 zu entnehmen sind, erläutert.

Abbildung 1: Regelkreis-Modell

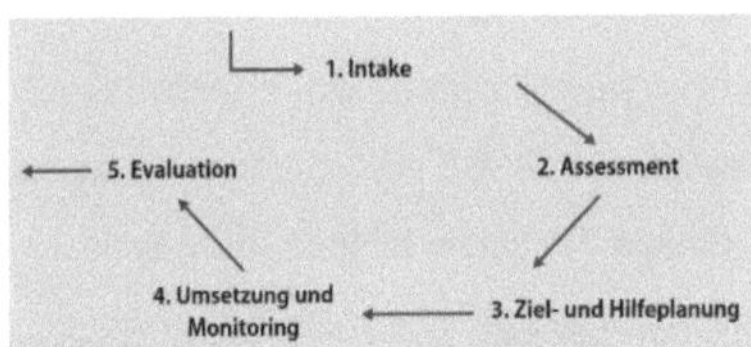

(Quelle: Kollak, Schmidt, 2016, S. 10)

6.1.1 Intake

Das Modell umfasst in der Umsetzung insgesamt vier Phasen, es ist allerdings angebracht eine sogenannte „Intake-Phase" vorzuschalten. Diese dient der Aufstellung bestimmter „Kriterien zur Identifikation von Patient/-innen mit mehrfachem Versorgungsbedarf" (Kollak, Schmidt, 2016, S. 10) und ermöglicht einen ordentlichen Einstieg in das CM. Mit den speziell zusammengestellten Kriterien, die jede Einrichtung individuell für ihren Patienten- oder Klientenstamm entwickelt, kann somit herausgefunden werden, welchem Patienten die Teilnahme an einem Case Management angeboten werden sollte. Zu den typischen Intake-Kriterien zählt beispielsweise die Diagnose einer bestimmten Erkrankung, die Zugehörigkeit einer definierten Altersgruppe oder das Aufzeigen von Symptomen, die lebensbedrohlich sein können. Werden diese sorgfältig ausgewählt und zusammengefügt, kann von Beginn an präzise auf die Betroffenen eingegangen werden, was immens zum Gelingen des Case Managements beiträgt. Außerdem können einige Ressourcen gespart werden, wenn die Auswahl der bedürftigen Personen minimiert und somit nicht pauschal jedem ein CM angeboten wird (vgl. Kollak, Schmidt, 2016, S. 10 f.).

6.1.2 Assessment

Sobald sich herausgestellt hat, dass ein bestimmter Patient den Intake-Kriterien entspricht, der Teilnahme am CM zugestimmt hat und einem Case Manager zugeteilt wurde, startet die Assessment-Phase. In dieser findet das erste ausführliche Gespräch zwischen Patient und Case Manager statt. Beide Parteien sollen das Ziel der Unterhaltung definieren, um unerwünschte, aber auch sehr gewünschte Leistungen herauszustellen und einen optimalen Behandlungsplan zu gestalten. Es geht insgesamt also darum, die für das bevorstehende CM wichtigsten Informationen von dem Patienten zu bekommen. Sobald das Gespräch keine relevanten Erkenntnisse mehr hergibt, aber noch weitere Informationen notwendig sind, können auch Gespräche mit nahestehenden Angehörigen oder behandelnden Ärzten hilfreich sein. Auch die Entnahme von Daten aus Patientenakten und Befundungen kann relevant sein (vgl. Kollak, Schmidt, 2016, S. 15 f.). Als ein weiteres Hilfsmittel kann die Durchführung spezieller Tests dienen oder eine Situationseinschätzung mittels Skalen oder anderer Messinstrumente. Dabei sollte immer darauf geachtet werden, dass die angewendeten Verfahren zu den jeweiligen Bereichen im Gesundheits- und Sozialwesen passen (vgl. Reibnitz, 2009, S. 55 f.).

Nach dem Gespräch ist es die Aufgabe des Case Managers einen Überblick über alle gewonnenen Daten und beteiligten Organisationen zu erstellen. Ist die Assessment-Phase abgeschlossen, sollte „eine möglichst genaue Erfassung und Erhebung der sozialen [und gesundheitlichen] Situation einer Person" (Reibnitz, 2009, S. 55) vorliegen, um problemlos mit den folgenden Phasen fortfahren zu können (vgl. ebd. S. 55).

6.1.3 Ziel- und Hilfeplanung

In der dritten Phase des Regelkreislaufes wird ein detaillierte Maßnahmenplan erstellt, welcher die individuellen Bedürfnisse der betroffenen Person auf gesundheitlicher, sozialer und ökonomischer Ebene berücksichtigt (vgl. Kollak, Schmidt, 2016, S. 21). Die Basis für diese Planung stellt die vorher durchlaufende Assessment-Phase mit ihren gewonnenen Erkenntnissen dar (vgl. Reibnitz, 2009, S. 58).

Die Inhalte der Hilfeplanung sind vor allem die Festlegung der einzelnen Ziele. Außerdem sollten sich in dieser Phase Gedanken über verschiedene Maßnahmen gemacht werden, welche zur Zielerreichung notwendig sind. Sowohl die Einschätzung der zeitlichen Planung für die Umsetzung der Maßnahmen, als auch die Organisation der verschiedenen Verantwortlichkeiten gehört hinzu. Um auch den finanziellen Aspekt in die Planung einzubinden, sollte ebenfalls eine Planung über die voraussichtlich entstehenden Kosten und beteiligte Kostenträger integriert werden (vgl. Kollak, Schmidt, 2016, S. 21 f).

Die Maßnahmenplanung gilt erst als erledigt, wenn die einzelnen Ziele, mit denen alle Beteiligten einverstanden sind, verbindlich festgehalten wurden und ein Zeitplan entwickelt wurde, welcher die Umsetzung der vereinbarten Maßnahmen ermöglicht (vgl. Weber-Halter, 2011, S. 39).

6.1.4 Umsetzung und Monitoring

Im vorletzten Schritt des Regelkreis-Modells geht es um die zielgerichtete Umsetzung des vorher aufgestellten Maßnahmenplans. Dabei wird der gesamte Ablauf beobachtet und gesteuert, um die verschiedenen Hilfeleistungen gegebenenfalls neu einzuschätzen und bei Bedarf rechtzeitig eine Veränderung des Plans einzuleiten (vgl. Weber-Halter, 2011, S. 39 f. und vgl. Drebes, 2019, S. 32 f.). Dieses Vorgehen wird als Monitoring bezeichnet und sollte zu Beginn der Arbeit täglich durchgeführt werden. Im Laufe der Zeit kann der Rhythmus ausgeweitet werden. Das Monitoring kann auf verschiedene Weisen erfolgen. So ist beispielsweise ein persönliches Gespräch möglich, aber auch technische Hilfs- und Kommunikationsmittel können eingesetzt werden, um den Verlauf des Case Managements zu überprüfen. Eine weitere beliebte Art ist das Führen eines Patiententagebuches, in welchem zum Beispiel aktuelle Symptome, Nebenwirkungen oder Gesundheitswerte, wie der tägliche Blutzucker, notiert werden. Anhand eines Patiententagebuches kann der Case Manager dann beurteilen, ob beispielsweise eine Behandlung erneut angegangen werden soll oder eine genauere Untersuchung im Krankenhaus notwendig wird (vgl. Kollak, Schmidt, 2016, S. 25 f.).

Der Case Manager sollte daher immer wieder der Frage nachgehen, ob der Patient die notwendige Unterstützung in gewünschter Weise bekommt und, ob die festgelegten Ziele mit den geplanten Maßnahmen in der angesetzten Zeit umsetzbar sind (vgl. Kollak, Schmidt, 2016, S. 22 f.).

6.1.5 Evaluation

In der letzten Phase des Regelkreis-Modells geht es um die Evaluation des durchgeführten Case Managements in einem bestimmten Fall (vgl. Kollak, Schmidt, 2016, S. 26). Die Evaluierung ist vergleichbar mit dem Monitoring, findet aber, zusätzlich zur Überprüfung während des Versorgungsgeschehens, am Ende eine Case Managements statt. Sie stellt daher eine „rückblickende Abschlussanalyse beim Austritt des Patienten aus dem System" (Reibnitz, 2009, S. 87) dar und ist auch wesentlich umfangreicher als das Monitoring an sich (vgl. Reibnitz, 2009, S. 87).

Das wichtigste Instrument der Evaluation ist das Abschlussgespräch. Hier sollte nicht nur der Patient an sich nach seiner Zufriedenheit mit dem CM, seinen positiven Erfolgen oder den weniger gelungenen Maßnahmen gefragt werden, auch alle anderen Hilfspersonen sollen dieses Gespräch durchlaufen. Des Weiteren ist es sinnvoll auf die in der Assessment-Phase festgehaltenen Ziele zurückzublicken und diese auf ihren Erfolg zu prüfen (vgl. Kollak, Schmidt, 2016, S. 31).

Eine wichtige Rolle spielt die Evaluation ebenfalls hinsichtlich „eine[r] ständige[n] Verbesserung der Versorgung" (Reibnitz, 2009, S. 87). So wird beispielsweise im Rahmen der Evaluation festgehalten, welche Maßnahmen wirklich zur Zielerreichung beitragen oder welche Organisation für eine Zusammenarbeit besonders gut geeignet ist. Diese Erkenntnisse können anschließend auf andere Fälle übertragen werden (vgl. Kollak, Schmidt, 2016, S. 26).

Die Aufgabe des Case Managers in der letzten Phase liegt neben der Durchführung von diversen Abschlussgesprächen auch in der Beendigung des gesamten Prozesses. Sobald Case Manager und Patient das Beendigungs-Formular unterschrieben haben, ist der Patient wieder sich selbst überlassen. Um bei Fragen dennoch weiterhin zur Verfügung zu stehen, sollte vorab ein Notfallplan erstellt und ausgehändigt werden. Dieser beinhaltet alle relevanten Kontaktdaten der teilnehmenden Personen und Institutionen. Außerdem sollte auch ein Abschlussbericht angefertigt werden, welcher die wichtigsten Inhalte, verwendete Instrumente und Arbeitstechniken, aber beispielsweise auch mögliche Versorgungslücken beinhaltet. Der Patient wird nun samt aller angerfertigten Dokumente aus dem CM entlassen und sollte sich im Optimalfall nun auch eigenständig in seiner Situation zurechtfinden (vgl. Kollak, Schmidt, 2016, S. 31 f.).

6.2 Anwendung auf die zahnärztliche Schlafmedizin

Wie bereits im Rahmen der Begriffserklärungen beschrieben, funktioniert die zahnärztliche Schlafmedizin ausschließlich durch die Zusammenarbeit mit weiteren Professionen und stellt einen sehr komplexen Bereich dar. Um betroffenen Menschen eine qualitätsorientierte, hochwertige, aber auch kosteneffiziente Versorgung bieten zu können, ist die Anwendung des Case Managements durchaus angebracht – aktuell allerdings noch nicht in den Praxisalltag integriert.

Im Folgenden wird ein Praxisbeispiel aus diesem Bereich vorgestellt. Es handelt sich bei dem Beispiel um das Krankheitsbild eines fiktiven Patienten.

6.2.1 Vorstellung des Praxisbeispiels

Die Vorstellung des Praxisbeispiels erfolgt in Anlehnung an die Beschreibung typischer Case Management-Klienten nach Weber-Halter (vgl. Weber-Halter, 2011, S. 75 ff.).

Gestartet wird dabei mit einer Ausgangssituation. Der Patient A. Reimann ist ein 56-jähriger, leicht übergewichtiger Mann, welcher Vollzeit in dem Büro eines Logistikunternehmens arbeitet. Da er gerade in letzter Zeit verstärkt unter Tagesmüdigkeit leidet und seine Ehefrau während des Schlafens immens durch lautes Schnarchen gestört wird, sucht er eine Zahnarztpraxis mit dem Schwerpunkt der zahnärztlichen Schlafmedizin auf. Über diese hatte er gehört, dass die festgestellten Symptome mit einer speziellen Schiene behandelt werden können. Er vereinbart einen Termin, um sich der Zahnärztin vorzustellen. Herr Reimann kommt in die benannte Praxis und wird gebeten den Gesundheitsfragebogen auszufüllen, um den allgemeinen Gesundheitszustand einzuschätzen und mögliche Medikamenteneinnahmen zu erfassen. Da es sich um eine spezialisierte Zahnarztpraxis handelt, wird Herr Reimann gebeten, neben den allgemeinen Gesundheitsfragen auch Fragen zur Tagesmüdigkeit und zum Schnarchen zu beantworten (vgl. siehe Anhang 1).

Hinsichtlich seiner gesundheitlichen Situation sind folgende Informationen relevant: Die Zahnärztin stellt nach Durchsicht des Anamnesebogens fest, dass der Patient unter Bluthochdruck leidet und diesen mit einem Betablocker reguliert. Des Weiteren kann sie anhand seines Körperbaus erkennen, dass dieser leicht übergewichtig ist. Ansonsten wurden zur allgemeinen Gesundheit keine Angaben gemacht und auch die Frage nach weiteren Erkrankungen wurde verneint. Allerdings wurde der Punkt „Tagesmüdigkeit/ Schnarchen" bejaht und die Frage „Schlafen Sie gut?" verneint.

In einem weiteren Gespräch erfährt die Zahnärztin folgende Angaben zu seiner sozialen Situation: Herr Reimann teilt mit, dass er seit einiger Zeit unter vermehrter Tagesmüdigkeit, vor allem im Rahmen seiner Bürotätigkeiten vor dem Computer, leide. Außerdem werde seine Ehefrau aktuell immer öfter aufgrund seines lauten Schnarchens aus dem Schlaf gerissen. Sie habe ihm sogar schon mitgeteilt, er müsse demnächst getrennt von ihr Schlafen, wenn das Problem nicht zeitnah behoben würde.

Aus den gesammelten Information entsteht folgende Problematik: Durch die Angaben auf dem Anamnesebogen und die Aussagen im Patientengespräch, vermutet die Zahnärztin der Patient könne unter einer obstruktiven Schlafapnoe leiden. Diese sollte genauer untersucht und bei Diagnose-Bestätigung schnellstmöglich behandelt werden. Neben einer genaueren Untersuchung in der Zahnarztpraxis selbst, stehen Herrn Reimann in nächster Zeit auch Besuche bei weiteren Spezialisten bevor. Erst dann kann eine richtige Diagnose gestellt und eine angebrachte Behandlung eingeleitet werden.

Mit Blick auf das Case Management wurde nun folgender Lösungsansatz entwickelt: Die Zahnärztin schlägt Herrn Reimann die Zusammenarbeit mit einer Case Managerin aus ihrer Zahnarztpraxis vor. Diese wird ihm zur Seite stehen und alle notwendigen Maßnahmen organisieren, sodass ihm schnell geholfen werden kann. Herr Reimann willigt einem Erstgespräch mit der Case Managerin ein, in welchem ihm das weitere Vorgehen erklärt und die Chancen eines Case Managements in seinem Fall aufgezeigt werden. Er erkennt sehr schnell die Sinnhaftigkeit dahinter und stimmt der Zusammenarbeit mit der Case Managerin zu.

6.2.2 Ablauf des Case Managements im Praxisbeispiel

Der Ablauf des Case-Managements im Praxisbeispiel orientiert sich am Regelkreis-Modell, welches im Abschnitt 6.1 beschrieben wurde.

Da es viel zu aufwändig wäre, jeden Patienten nach bestimmten Symptomen zu fragen, die eventuell auf eine OSA hinweisen könnten, empfiehlt die American Academy of Sleep Medicine jedem erwachsenen Patienten die Frage nach der Schlafzufriedenheit im Rahmen allgemeiner Gesundheitsvorsorgen zu stellen (vgl. Turnbull, 2017, S. 125ff.).

Auch bei der zahnärztlichen Routineuntersuchung kann eine solche Frage integriert werden. Ein erstes Kriterium für Patienten mit einem besonderen Bedarf für die Teilnahme an einem CM ist daher ein schlechter beziehungsweise nicht erholsamer Schlaf. Ebenfalls aufgenommen werden die Punkte (Tages-) Schläfrigkeit, das Aufschrecken im Schlaf, um nach Luft zu schnappen, ständig wiederkehrende, morgendliche Kopfschmerzen und das Schnarchen (vgl. siehe Anhang 2). Nicht alle dieser Kriterien sind hinsichtlich des OSA-Verdachtes sensitiv und spezifisch zugleich, geben allerdings erste und auffällige Hinweise.

Herr Reimann hat bereits auf dem Anamnesebogen angegeben, dass er unter Tagesmüdigkeit leidet und während des Schlafens häufig schnarcht. Aus diesem Grund fragt die Zahnärztin genauer nach. Das Gespräch ergibt, dass der Patient morgens auch oftmals mit Kopfschmerzen aufwacht und das Gefühl hat, sein Schlaf sei nicht erholsam. Dass er im Schlaf panisch aufwacht und nach Luft schnappt, ist ihm noch nicht bekannt. Insgesamt treffen also vier von fünf Kriterien auf den Patienten zu, wodurch er zu der Gruppe Menschen gehört, welcher die Teilnahme an einem CM angeboten wird.

Bevor die Zusammenarbeit mit der Case Managerin startet, tätigt die Zahnärztin noch einige genauere Untersuchungen. Zu diesen gehört beispielsweise die allgemeine Zahnbefundaufnahme, die Prüfung des Kiefergelenkes und die Erstellung eines Röntgenbildes, um alle Faktoren, die eine OSA aus zahnmedizinischer Sicht begünstigen würden, auszuschließen. Zusätzlich bekommt der Patient einen zweiten Anamnesebogen zur zahnärztlichen Schlafmedizin (vgl. siehe Anhang 3) und einen Schläfrigkeits-Fragebogen (vgl. siehe Anhang 4) ausgehändigt. Auf diesem kann der Patient beispielsweise genauere Angaben zum Schnarchen, zur Schlaferholung oder Tagesmüdigkeit machen. Auch wird ihm der sogenannte „STOP-BANG Fragebogen" (vgl. siehe Anhang 5) gegeben, welcher in der Medizin bereits als zuverlässiges und leicht anwendbares Screeninginstrument fungiert (vgl. Chung, 2008, S. 1). Alle Fragebögen dienen neben der genaueren Diagnosestellung auch zur Ermittlung der Dringlichkeit einer Intervention. Sie können daher in der Intake-Phase mit einem Ampel-Instrument verglichen werden.

Sobald alle Fragebögen ausgefüllt und ein Gespräch zwischen Zahnärztin und Patient stattgefunden hat, wird das weitere Vorgehen besprochen. Herr Reimann hat bei dem

Schläfrigkeits-Fragebogen eine Punktzahl von über elf erreicht und auf dem STOP-BANG-Fragebogen mehr als drei Fragen mit „Ja" beantwortet. Bei ihm besteht daher ein erhöhtes Risiko für eine OSA und er sollte schnellstmöglich genauer untersucht und behandelt werden. Ihm wird zu einer Zusammenarbeit mit der Case Managerin aus der Zahnarztpraxis geraten, welcher er auch zustimmt.

Im Rahmen der Intake-Phase vereinbart die Case-Managerin nun mit Herrn Reimann einen Vertrag über die kommende Zusammenarbeit, in welchem Zuständigkeiten, Kommunikationswege, die Dauer der Maßnahme und auch Kriterien für die Beendigung des Case Managements niedergeschrieben sind. Außerdem wird über Rechte und Pflichten in der Zusammenarbeit gesprochen und eine Datenschutzvereinbarung inklusive einer Schweigepflichtentbindung unterschrieben, um später problemlos auch mit anderen Ärzten kommunizieren zu können.

Sobald die Intake-Phase abgeschlossen ist, wird mit der zweiten Phase begonnen. Diese startet mit einem Gespräch zwischen Herrn Reimann und der Case Managerin, in welchem zuerst das Ziel der Zusammenarbeit vereinbart wird. Am Wichtigsten ist es dem Patienten schnellstmöglich herauszufinden, ob er an einer OSA leidet. Es soll eine Diagnose gestellt und diese zeitnah mit einer angebrachten Therapie behandelt werden. Er möchte endlich einen erholsamen Schlaf erleben, um bei seiner Bürotätigkeit wieder voller Energie zu sein und vor allem auch seiner Ehefrau das Schnarchen ersparen. Um Genaueres über das Schnarchen und die Schlafgegebenheiten des Patienten zu erfahren, plant die Case Managerin ein weiteres Gespräch mit Frau Reimann und führt dieses durch.

Als weitere Maßnahme organisiert die Case Managerin nun die nächsten Schritte und erklärt diese dem Patienten. Sie übergibt Herrn Reimann eine Überweisung von der Zahnärztin für einen Hals-Nasen-Ohren-Arzt, welcher seine Atemwege genaustens untersucht. Kann auch dieser keine Auffälligkeiten erkennen, welche zu einer Schlafatmungsstörung führen, überweist er den Patienten weiter zu einem Schlafmediziner. Hier beginnt die explizite Untersuchung des Schlafs und der Schlafqualität. Gegebenenfalls ist auch noch der ein- bis zweitägige Aufenthalt in einem Schlaflabor notwendig.

Die Case Managerin bittet Herrn Reimann, die geplanten Termine wahrzunehmen, alle entstandenen Unterlagen an sie zu übermitteln und vereinbart mit ihm einen erneuten Besprechungstermin.

Der nächste Schritt ist nun die gemeinsame Ziel- und Hilfeplanung. Nach etlichen Untersuchungen hat Herr Reimann eine Diagnose bekommen: Er leidet unter einer OSA. Da die Therapie mit dem CPAP-Gerät nicht toleriert wird, kommt nur noch die Behandlung mit einer UPS in Frage. Herr Reimann kommt für ein erneutes Gespräch in die Zahnarztpraxis und bringt eine Überweisung vom Schlafmediziner für eine Therapie im Rahmen der zahnärztlichen Schlafmedizin mit. Die Zahnärztin will eine UPS-Therapie beginnen, bittet die Case Managerin das weitere Vorgehen mit dem Patienten zu besprechen und eine Ziel- und Hilfeplanung für den individuellen Fall zu entwickeln.

In einem weiteren Gespräch zwischen Case Managerin und Herrn Reimann wird daher die Handlungsplanung (vgl. siehe Anhang 6) erarbeitet. Es wurden sowohl Haupt- als auch Handlungsziele vereinbart und auch über Verantwortlichkeiten und entstehende Kosten mit ihren Trägern gesprochen. Alles wurde schriftlich festgehalten, von Herrn Reimann unterschrieben und ihm ausgehändigt. Außerdem wurden dem Patienten die nächsten Handlungsschritte erläutert und Termine für die Schienentherapie vereinbart.

Herr Reimann steckt nun direkt in der Umsetzungsphase. Er hat bereits die Abformungen seiner Kiefer anfertigen lassen und auch die UPS ist vom zahntechnischen Labor wieder in der Praxis angekommen. Die Behandlung seiner OSA kann nun also richtig beginnen. Nachdem die Zahnärztin die UPS eingesetzt und richtig eingestellt hat, findet wieder ein Treffen zwischen Patient und Case Managerin statt, um den weiteren Verlauf zu besprechen. Neben den Terminen für die Schienenkontrolle alle drei Monate, organisiert die Case Managerin dem Patienten einen Termin bei einer Ernährungsberatung, um auch das Ziel der Gewichtsreduktion anzugehen und die UPS-Therapie damit in ihrer Wirkung zu unterstützen. Außerdem bekommt der Patient die Aufgabe ein Patiententagebuch (vgl. siehe Anhang 7) über spürbare Veränderungen des Schlafs zu führen. Dieses beinhaltet beispielsweise das Level der Erholsamkeit, Symptome am Morgen und die Ausprägung der Tagesmüdigkeit. Auch hier wird wieder die Ehefrau des Patienten integriert und darum gebeten ebenfalls ein Tagebuch über das Schnarchen ihres Mannes zu führen.

Beides dient dem Monitoring des Behandlungsverlaufs und soll später den Erfolg der Therapie verdeutlichen.

Da der Patient das persönliche Gespräch Skype-Meetings oder Telefonaten vorzieht und auch in Praxisnähe wohnt, wird alle zwei Wochen ein neues Treffen zwischen Case Managerin und Patient vereinbart, um immer auf dem aktuellsten Stand zu sein. Der Patient kann seine Tagebucheinträge und Erfolge präsentieren, aber auch nach weiteren oder anderen Hilfestellungen für die Zielerreichung fragen. Die Inhalte jedes Meetings werden von der Case Managerin in einem Fallbesprechungs-Protokoll festgehalten.

Sobald der Patient seine festgelegten Ziele erreicht hat, also endlich wieder einen erholsamen Schlaf erlebt und nach dem Aufstehen voller Energie ohne jegliche Tagesmüdigkeit in den Alltag starten kann, neigt sich das Case Management dem Ende zu. Um es endgültig abzuschließen und den Patienten nun ruhigen Gewissens sich selbst zu überlassen, findet im letzten Schritt eine abschließende Evaluation statt. Auch diese erfolgt im Rahmen eines Gesprächs mit Herrn und Frau Reimann. Hier wird überwiegend der Patient selbst nach seiner Zufriedenheit, seinen positiven, aber auch negativen Erfahrungen der letzten Zeit gefragt und wird darum gebeten, eine Bewertung des gesamten Prozesses und der einzelnen Arbeitstechniken abzugeben. Anschließend bekommt auch seine Frau einige Fragen gestellt. Der gesamte Evaluationsprozess dient neben der Kontrolle der Zielerreichung auch der ständigen Optimierung des Case Managements in der Zahnarztpraxis.

Im letzten Schritt entwickeln Patient und Case Managerin gemeinsam einen Notfallplan, welcher die Kontaktdaten aller integrierten Personen, Professionen etc. beinhaltet, um sich bei Bedarf schnell wieder in den Fall einzufinden. Bevor die Case Managerin nun einen Abschlussbericht verfasst, wird das CM offiziell mit einer Vereinbarung abgeschlossen.

Nun wird es Herr Reimanns alleinige Aufgabe sein, den Therapieerfolg mit Complience und auch Unterstützung seiner Frau aufrecht zu erhalten. Zwar steht die Case Managerin weiterhin für Fragen und Hilfestellungen zur Verfügung, dennoch war es Ziel des gesamten Case Managements, den Patienten so gut wie möglich auf den eigenen Umgang mit seiner Diagnose „chronische OSA" vorzubereiten.

7. Fazit

Nach intensiver Auseinandersetzung mit dem Case Management im Gesundheitswesen, lässt sich sagen, dass dieses auch für die Zahnarztpraxen ein durchaus praktischer und anwendbarer Prozess wäre. Gerade für medizinisch multidisziplinäre Erkrankungen, wie einer chronischen Parodontitis oder der beschriebenen chronischen Schlafapnoe, die in einer Zahnarztpraxis tagtäglich behandelt werden, würde ein individualisiertes Case Management eine große Unterstützung für den Patienten und auch das Personal darstellen.

Viele Zahnarztpraxen arbeiten aktuell jedoch ohne jegliche Zusammenarbeit mit einem Case Manager. Dieses liegt vermutlich überwiegend an den damit verbundenen Zusatzkosten für Personal und Zimmerbesetzung. Eine Überlegung wäre, die Zusammenarbeit mit einem Case Manager im individuellen Fall als Privatleistung anzubieten. Da die Patienten allerdings zunehmend Behandlungskosten selbst tragen müssen, besteht ein großes Risiko der Ablehnung. Eine weitere Möglichkeit wäre die Zusammenarbeit mit Case Managern verschiedener Krankenkassen. Diese sollten daran interessiert sein, die Kosten für Behandlungen ihrer Kunden so gering wie möglich zu halten und könnten gleichzeitig auf Zusatzangebote zur Unterstützung bestimmter Therapie- oder Genesungsmaßnahmen hinweisen.

Auch wenn die Einführung eines Case Managements in die Zahnarztpraxis erstmal sehr aufwändig wäre und viel Planung bedarf, würde ein laufendes Case Management vieles erleichtern. Dadurch, dass ein Case Manager bei umfangreichen Behandlungen direkt mit dem betroffenen Patienten zusammenarbeiten und die gesamte Aufklärungs- und Beratungsarbeit übernehmen würde, bliebe beispielsweise dem zahnmedizinischen Fachpersonal wesentlich mehr Zeit für die direkten medizinischen Arbeiten. Auch könnten sich Planungsfehler, die im Praxisalltag häufig durch Beteiligung verschiedener Mitarbeiter entstehen, minimieren, wenn der Case Manager alleine für die Gesamtplanung zuständig wäre. Ein weiterer Vorteil kann hinsichtlich steigender Patientenzufriedenheit erwartet werden. Wenn Patienten von Beginn an umfangreich über ihre Erkrankung aufgeklärt werden und immer den gleichen Ansprechpartner haben, der sie begleitet, würden vermutlich wesentlich mehr Patienten notwendigen Behandlungen zustimmen, welche sonst bedingt durch Angst und Zweifel nicht zustande kommen.

Wenn insgesamt also eine optimale Finanzierungsoption für die Arbeit eines Case Managers entwickelt wird, welche sowohl für die Zahnarztpraxen als auch für die betroffenen Patienten funktioniert, würde das Case Management vermutlich auch große Anwendung in der Zahnmedizin finden.

8. Anhang

Anhang 1:

Abbildung 2: Ausschnitt aus dem Anamnesebogen

Bitte beantworten Sie folgende Fragen zu Ihrem Gesundheitszustand:

Allgemeine Angaben:

(ja)	(nein)	Raucher? Anzahl tägl. Zigaretten: ____________ Nichtraucher seit: ________________
(ja)	(nein)	Schwangerschaft wenn ja welcher Monat? ________________________________
(ja)	(nein)	Medikamenteneinnahme wenn ja welche? ________________________________
(ja)	(nein)	Röntgenaufnahmen wenn ja von wann? ________________________________
(ja)	(nein)	Tagesmüdigkeit/Schnarchen?
(ja)	(nein)	schlafen sie gut?
(ja)	(nein)	Drogen oder übermäßiger Alkoholkonsum?
(ja)	(nein)	sind sie mit der Optik ihrer Zähne zufrieden (Farbe/Zahnstellung)?

Herz

(ja)	(nein)	Zustand nach Herzinfarkt
(ja)	(nein)	Herzinsuffizienz

(Quelle: Norden, 2021, o. S.)

Anhang 2:

Abbildung 3: Zahnärztliche Schafmedizin: Intake-Kriterien

Kriterien:

- Schlechter/ nicht erholsamer Schlaf
- Schläfrigkeit (unspezifisch, aber wichtig für Therapiedringlichkeit und Wahl des Therapiemittels; geeignet zur Überprüfung der therapeutischen Wirkung)
- Luftschnappen/ Würgen im Schlaf (wenig sensitiv, aber sehr spezifisch für OSA)
- Kopfschmerzen morgens (wenig sensitiv, aber sehr spezifisch für OSA)
- Schnarchen (sensitiv, aber unspezifisch)

(Quelle: eigene Darstellung in Anlehnung an Turnbull et al., 2017, S. 125 ff.)

Anhang 3:

Abbildung 4: Auszug Anamnesebogen zahnärztliche Schlafmedizin

Anamnese zahnärztliche Schlafmedizin:
Patientenfragebogen (Teil 1)

(graue Felder werden vom Zahnarzt ausgefüllt)

Patient (Name, Vorname): _____________________ , **geb.**: _____________

| 1 | Wer hat Sie zu uns überwiesen? | ____________________ |

Praxisstempel der Mitgliedspraxis

Beispiel zum Ausfüllen der Skalen

Wenn Sie nur selten schnarchen, machen Sie den Strich weiter links, z. B.: niemals ——— sehr oft

| 2 | Schnarchen Sie? | niemals ——— sehr oft |

☐ ich weiß nicht

| 3 | Bemerkt der Partner Ihr Schnarchen? | niemals ——— sehr häufig |

☐ schlafe allein

| 4 | Ist Ihr Schnarchen lageabhängig? | ☐ ja, und zwar: |

☐ Auf dem Rücken liegend
☐ Auf der Seite liegend   ☐ links   ☐ rechts
☐ Auf dem Bauch liegend
☐ nein
☐ ich weiß nicht

| 5 | Haben Sie Atemaussetzer während des Schlafs? | niemals ——— sehr häufig |

☐ ich weiß nicht

| 6 | Bemerkt der Partner die Atemaussetzer? | niemals ——— sehr häufig |

☐ ich weiß nicht

| 7 | Wachen Sie nachts zwischendurch auf? | niemals ——— sehr häufig |

| 8 | Wie oft müssen Sie nachts Wasserlassen? | _______ mal |

| 9 | Sind Sie morgens erholt und ausgeschlafen? | ja, immer ——— nein, nie |

| 10 | Leiden Sie an Tagesmüdigkeit? | ja, immer ——— nein, nie |

ESS =

Seite 1 von 3

(Quelle: DGZS e. V., 2016, o. S.)

Anhang 4:

Abbildung 5: Schläfrigkeits-Fragebogen

Schläfrigkeits-Fragebogen

Wie leicht fällt es Ihnen, in folgenden Situationen einzuschlafen?

Gemeint ist nicht nur das Gefühl müde zu sein, sondern das wirkliche Einschlafen. Die Frage bezieht sich auf das übliche tägliche Leben der vergangenen Wochen. Auch wenn Sie einige der beschriebenen Tätigkeiten in letzter Zeit nicht ausgeführt haben, versuchen Sie sich vorzustellen, welche Wirkung diese auf Sie gehabt hätten. Wählen Sie aus der folgenden Skala die für die entsprechende Frage am besten zutreffende Zahl:

	0	1	2	3
Beim Sitzen oder Lesen				
Vor dem Fernseher				
Im Kino oder Theater				
Als Beifahrer im Auto				
Beim Hinlegen mittags				
Im Gespräch				
Im Sitzen nach dem Essen				
Im Auto vor dem Rotlicht				
Gesamte Punktzahl =			(auffällig bei ≥ 11)	

0= würde niemals einknicken; 1= geringe Wahrscheinlichkeit; 2 = mittlere Wahrscheinlichkeit; 3 = hohe Wahrscheinlichkeit

(Quelle: Norden, 2019., o. S.)

Anhang 5:

Abbildung 6: "STOP-BANG-Fragebogen"

Aktualisierter STOP-Bang-Fragebogen

Ja Nein **Schnarchen?**
● ● **Schnarchen** Sie **laut** (so laut, dass es durch geschlossene Türen hörbar ist oder das Bettnachbar(in) Sie nachts mit dem Ellbogen anstößt, weil Sie schnarchen)?

Ja Nein **Müde?**
● ● Sind Sie tagsüber oft **müde, erschöpft oder schläfrig** (schlafen Sie z. B. beim Autofahren ein)?

Ja Nein **Aufgefallen?**
● ● Ist es schon einmal jemandem **aufgefallen**, dass Sie im Schlaf **aufhören zu atmen keine Luft mehr bekommen/nach Luft schnappen?**

Ja Nein **Blutdruck?**
● ● Haben Sie **Bluthochdruck** oder werden Sie dagegen behandelt?

Ja Nein
● ● **Body Mass Index über 35 kg/m^2?**

Ja Nein
● ● **Sind Sie über 50 Jahre alt?**

Ja Nein **Große Kragenweite? (Gemessen um den Kehlkopf)**
Bei Männern: Haben Sie eine Kragenweite von 43 cm oder mehr?
● ● Bei Frauen: Haben Sie eine Kragenweite von 41 cm oder mehr?

Ja Nein
● ● **Geschlecht = Männlich?**

(Quelle: Chung, 2008, S. 1)

Anhang 6:

Abbildung 7: Ziel- und Handlungsplanung

Name Patient/-in: A. Reimann

Name Case Manager/-in:

Datum der Erstellung: 10.10.2021

Zusammenfassung der Hauptziele, die erreicht werden sollen:
1. Therapie OSA m. UKPS
2. erholsamer Schlaf ohne Schnarchen
3. langfristiger Therapieerfolg
4. Gewichtsreduktion

Haupt-ziele	Handlungs-ziele (SMART)	Verantwort-lich für die Durchführung	Wer für die Kosten aufkommt	Bemer-kungen
Therapie mit UKPS	-Abformung -Diagnostik -Einsetzen -Anpassen	- Patient - Zahnärztin - Case Managerin	Krankenkasse + Patient	/
erholsamer Schlaf	-UKPS eingesetzt -Pat. toleriert -Complience	-Patient -Case Managerin -Ehefrau	Krankenkasse + Patient	/
langfristiger Therapieerfolg	-regelmäßige Kontrollen -Complience	-Patient -Zahnärztin -Case Managerin	Krankenkasse + Patient	/
Gewichts-reduktion		-Patient -Case Managerin	Krankenkasse + Patient	/

Datum zur Überprüfung der Planung: 20.10.2021

Ich habe die Ziel- und Hilfeplanung verstanden und bin damit einverstanden.
Unterschriften
Patient/-in: Axel Reimann
Case Manager/-in:
Weitere Unterstützer/-innen: Frau Reimann (Ehefrau)

(Quelle: eigene Darstellung in Anlehnung an Kollak, Schmidt, 2016, S. 65)

Anhang 7:

Tabelle 1: Patiententagebuch - Schlaf

Datum	25.10.	26.10.	27.10.	28.10.	29.10.
Bin ich schnell eingeschlafen?					
Habe ich durchgeschlafen?					
Habe ich Atemaussetzer verspürt?					
Fühle ich mich erholt nach dem Schlafen?					
Habe ich Symptome nach dem Aufstehen (Kopfschmerzen o. Ä.)?					
Habe ich Anzeichen einer Tagesmüdigkeit?					

(Quelle: eigene Darstellung)

9. Literaturverzeichnis

1) Duncan, Joseph et al. (2020): Sleep-Related Breathing Disorders, in: Lavigne, Gilles et al. (Hrsg.), Sleep Medicine for Dentists an evidence-based overview, 2. Aufl., Batavia: Quintessence Publishing USA, S. 35-38

2) Gagnadoux, Frédéric (2020): Long-Term Consequences of OSA, in: Lavigne, Gilles et al. (Hrsg.), Sleep Medicine for Dentists an evidence-based overview, 2. Aufl., Batavia: Quintessence Publishing USA, S. 50-60

3) Heinzer, Raphael et al. (2020): A Dental Perpective on the Classification of Sleep Disorders, in: Lavigne, Gilles et al. (Hrsg.), Sleep Medicine for Dentists an evidence-based overview, 2. Aufl., Batavia: Quintessence Publishing USA, S. 15-21

4) Lavigne, Gilles et al. (2020): Role of Dentists in Sleep Medicine, in: Lavigne, Gilles et al. (Hrsg.), Sleep Medicine for Dentists an evidence-based overview, 2. Aufl., Batavia: Quintessence Publishing USA, S. 22-26

5) Mindel, Jesse et al. (2020): An Overview of OSA Treatment in Adults, in: Lavigne, Gilles et al. (Hrsg.), Sleep Medicine for Dentists an evidence-based overview, 2. Aufl., Batavia: Quintessence Publishing USA, S. 72-76

6) Norden, Dagmar (2021): Anamnesebogen Zahnarztpraxis am Theaterwall, Oldenburg, 2021

7) Norden, Dagmar (2019): Schläfrigkeitsfragebogen, Oldenburg, 2019

8) Turnbull C., Stradling J. (2017): To screen or not to screen for obstructive sleep apnea, that is the question, in: Sleep Med Review, 36. Aufl., S. 125-127

Internetquellen:

1) Chung, F. et al (2008): Aktualisierter STOP-Bang-Fragebogen, < http://www.stopbang.ca/translation/pdf/german.pdf> (2008, S. 1) [Zugriff 2021-10-18]

2) DGCC (Hrsg.) (2020): Was ist Case Management (CM)?, <https://www.dgcc.de/case-management/> (2020) [Zugriff 2021-10-22]

3) DGZS (O. J): Schnarchen und Schlafapnoe, <https://www.dgzs.de/patienten/> [Zugriff 2021-10-22]

4) DGZS e. V. (2016): Anamnese zahnärztliche Schlafmedizin: Patientenfragebogen (Teil 1), <https://www.schnarchlos-muenchen.de/media/files/Anamnesebogen-DGZS.pdf> (2016) [Zugriff 2021-10-18]

5) Drebes, Jürgen (2019): Case Management: Angehörige einbeziehen, <https://link.springer.com/article/10.1007/s41906-019-0196-y> (2019-10-22, S 32-33) [Zugriff 2021-10-22]

6) Johal, Ama (2018): Zahnärztliche Schlafmedizin: eine Möglichkeit, das Leben von Menschen zu verändern, <https://www.thieme-connect.com/products/ejournals/pdf/10.1055/a-0661-1936.pdf> (2018, S. 199-200) [Zugriff 2021-10-22]

7) Klie, Thomas (2011): Handbuch Soziale Dienste, <https://link.springer.com/chapter/10.1007%2F978-3-531-92091-7_26> (2011, S. 499-500) [Zugriff 2021-10-22]

8) Kollak, Ingrid, Schmidt, Stefan (2016): Die Phasen des Case Management Prozesses und seine Instrumente, <https://link.springer.com/chapter/10.1007/978-3-662-48085-4_3> (2016, S. 10-32) [2021-10-22]

9) Reibnitz, Christine (Hrsg.) (2009): Case Management: praktisch und effizient, https://link.springer.com/content/pdf/10.1007%2F978-3-642- 01317-1.pdf (2009, 26-87) [Zugriff 2021-10-22]

10) Verse, Thomas (2016): Obstruktive Schlafapnoe – Schläfrigkeit und Lebensqualität nach modifizierter Uvulopalatopharyngoplastik, <https://www.thieme-connect.com/products/ejournals/abstract/10.1055/s-0042-115531> (2016, S. 750) [Zugriff 2021-10-22]

11) Weber-Halter, Edith (2011): Praxishandbuch Case Management, <https://elibrary.hogrefe.com/content/pdf/99.110005/9783456949697.pdf> (2011, S. 24-77) [Zugriff 2021-10-22]

BEI GRIN MACHT SICH IHR WISSEN BEZAHLT

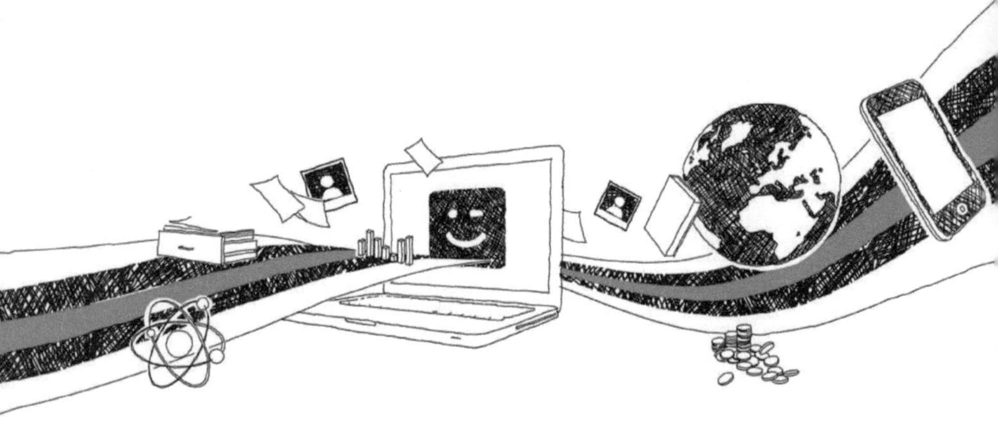

- Wir veröffentlichen Ihre Hausarbeit, Bachelor- und Masterarbeit

- Ihr eigenes eBook und Buch - weltweit in allen wichtigen Shops

- Verdienen Sie an jedem Verkauf

Jetzt bei www.GRIN.com hochladen und kostenlos publizieren

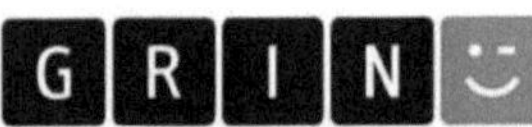